Me Llamo "Life" y no soy tu proteína:

¡Soy tu amiga!

Maya Rebeca Benmergui Esayag

ADVERTENCIA

ÍNDICE

Dedico este libro ante todo a Dios quien me dio la vida

A todos los seres humanos que aún creen que alimentarse de la "proteína de la carne" es sano. Hago un llamado de atención a la humanidad para que cese este holocausto animal

*Y dijo Dios: "He aquí que os he dado toda planta que da semilla, que está sobre toda la tierra, y todo árbol en que hay fruto y que da semilla; os serán para comer" *Génesis 1:29-31**

Introducción

Déjenme presentarme. Mi nombre es *Life*. Soy una vaca y por lo tanto soy una hembra ya que a los machos se les llama toros. Puedo llegar a vivir hasta 25 años. Soy oriunda de Asia. Fui domesticada desde hace unos 10.000 años en el Oriente Medio.

Soy un animal grande de cuerpo robusto, peso alrededor de 750 kg. Mi cabeza es gruesa y poseo dos cuernos o astas a cada lado de mi cráneo. Tengo un cuello corto y ancho, y una papada que cuelga por debajo de mi pecho. Mi rabo es largo y tiene un mechón de pelos largos en su extremo. Poseo una espalda recta mientras que mi lomo es arqueado. Estoy cubierta de pelos cortos de color marrón. Camino con el extremo de mis dos dedos que están revestidos con pezuñas las cuales son uñas muy largas que los cubren.

Mi madre me amamantaba y es por ello que soy un animal mamífero. Nací de su vientre. Cómo me alimento de pasto soy herbívora. Tengo huesos y por ello soy un animal vertebrado. Como principalmente pasto, hierbas, tallos, hojas, semillas y raíces de numerosas plantas.

Tardo ocho horas en hacer la digestión. Soy rumiante, ya que digiero los alimentos en dos etapas: primero los consumo y luego realizo la rumia, es decir los mastico nuevamente hasta desmenuzarlos con mi saliva. Produzco leche solamente después de parir.

Soy considerada como vaca después de haber parido. A mi cría la llaman ternero o becerro. Ternera, si es hembra, y ternero si es macho.

Los seres humanos tristemente me manipulan para obtener mi leche, mi carne y mi cuero. Mi leche la transforman en productos lácteos muy diversos, como el queso, la mantequilla, la crema de leche o el yogur. Mi piel la convierten en cuero, abrigos y zapatos.

Vivo en una finca cerca de donde vive mi buena amiga Maya. Yo creía que los seres humanos debían cuidar de nosotros que somos sus hermanos menores, pero se dedicaron a asesinarnos para servirnos en sus platos de comida. ¿Es que acaso creen que no sentimos dolor?

Cuando comen mi carne están realmente comiendo un cuerpo muerto... ¿Cómo pueden ustedes estar saludables si se alimentan de cadáveres? Es inconcebible que sus doctores recomienden que nos coman para que "no les falte la proteína" cuando en realidad están engullendo a un cuerpo putrefacto que entre otras cosas ya se sabe que da cáncer.

Ustedes consumen primordialmente terneras y en otras ocasiones nuestra carne. La carne de toro la reservan principalmente para embutidos.

Consideran a la carne de ternera como “una especialidad”. Quiero que sepan que las terneras son nuestras hijas de un año. Ustedes separan a nuestras crías (hembras o machos) de nosotras a los pocos días de nacer. Mientras tanto nuestros retoños reciben el calostro (primera leche) durante las primeras 24 horas, por supuesto no de nosotras.

¿Saben cómo llega la carne a tu plato de comida? Te explico: La mayoría de los animales somos masacrados en los rastros. Sufrimos mucho y luego somos servidos como manjares en las mesas navideñas. ¿Para qué? Primordialmente para mantener un negocio lucrativo andando.

Mi amiga Maya sigue una dieta pescetariana. Es decir ella come frutas, vegetales, granos, huevos, lácteos y pescado. Eso no quiere decir que ella lo haga por un simple capricho de gente "snob" que le da la gana de comer ensaladas. Ella simplemente considera que debe ser así.

Espero que algún día cese este holocausto que hacen con nosotros. Morimos y luego ni tenemos la menor idea de porque fuimos masacrados.

¿A ustedes les gustaría que se comieran a su mascota? ¿Ustedes saben que en China es un deleite comerse un gato o un perro? ¿Por qué ustedes ven raro que se coman a un gato y no a una vaca como yo? Cuándo comen parrilla de res... ¿Saben del sufrimiento que padecemos? No lo saben porque si lo supieran todos serían vegetarianos.

El Padre les dio desde los comienzos el alimento que Él había establecido que ustedes debían consumir. Ustedes se alimentaban primordialmente de frutos.

¡Ustedes no son carnívoros!

En ocasiones Maya habla conmigo y yo la escucho en silencio. Me explica que los seres humanos no nacieron para ser carnívoros ya que no poseen garras ni colmillos para desgarrar la carne. Ella dice que las personas mastican los alimentos y luego los tragan mientras que los animales carnívoros solamente tragan sin masticar.

Maya prosigue expresándome con mucha preocupación que la carne muerta de uno de nosotros inmediatamente inicia un proceso de putrefacción y que durante esa descomposición se producen toxinas muy nocivas producidas por bacterias.

Maya me dice que ustedes disfrazan el sabor de nuestra "carne" con condimentos, sal o simplemente con la cocción.

A los animales nos entristece mucho el aprendizaje brutal que ustedes reciben siendo niños. Como los adoctrinan sus padres, profesores y doctores a comer carne porque es la "proteína" que necesitan para estar fuertes. ¡Qué aprendizaje tan equivocado y dañino!

Nuestro Padre les dio el don del raciocinio para poder razonar y así cuidar de toda la vida reinante. No obstante, en vez de cuidar de nosotros ustedes prefirieron cazarnos y asesinarnos vilmente para luego devorarnos.

El mandamiento de "no matarás" también se aplica a nosotros los animales. ¿No lo sabían? Hay que respetar la vida no solamente de ustedes los humanos sino también la de nosotros sus hermanos menores.

Algunos tipos de vegetarianos

Maya me ha contado que hay muchas clases de vegetarianos. Que existen los veganos quienes no consumen carnes, huevos y ningún producto lácteo.

También están los lacto vegetarianos que incluyen en su dieta productos lácteos, pero no consumen huevos. Asimismo, están los ovo-lacto-vegetarianos quienes no comen carne de ningún tipo, pero sí consumen lácteos y huevos.

Están también los que siguen una dieta macrobiótica y consumen cereales integrales, verduras, prefiriendo siempre las menos contaminadas con pesticidas, colorantes y conservadores.

Del mismo modo Maya me contó que hay grupos que eliminan la carne, pero aceptan el consumo de pescados. Ella se encuentra dentro de este grupo. Se les llama pescetarianos ya que no consumen carne de res ni de pollo, pero sí de pescado.

Maya considera que los animales cumplimos un rol ecológico en el mundo. Que nunca debimos comer carne de res y tampoco de pollo.

Ella me dice que las proteínas se encuentran por ejemplo entre muchos tipos de granos y vegetales. Que jamás provienen por ejemplo del cuerpo moribundo de una res.

¿Sabes lo que es un rastro?

Maya me ha explicado que un rastro es un establecimiento destinado a la matanza de nosotros los animales para el consumo humano.

En estos campos de concentración nuestras miradas son de desesperación, angustia, impotencia; muchos intentamos escapar, pero no podemos.

Son lugares de difícil acceso que están alejados de la población para que nadie pueda presenciar lo que realmente ocurre adentro.

Muchos de nosotros vivimos en condiciones deplorables, algunas veces en jaulas tan pequeñas que ni podemos movernos.

Algunas personas han grabado clandestinamente cómo somos golpeados con barras metálicas, perforados, pateados, abusados sexualmente y forzados a entrar al matadero entre patadas y gritos.

Entonces, ¿cómo llega realmente "la carne" desde las granjas hasta tu plato? La historia es diferente para cada uno de nosotros.

Mis primos los pollos son probablemente los animales que sufren más abusos. Son hacinados dentro de sucios galpones por miles y forzados a vivir en medio de su propio excremento. Se les dan hormonas cancerígenas para que crezcan y engorden.

Son criados y drogados para crecer a un ritmo que sus piernas y órganos no pueden mantener. Por lo tanto, les dan ataques cardíacos, les fallan sus órganos y se les deforman sus piernas entre otros males.

Muchos se ven lisiados debido a su propio peso y eventualmente mueren ya que no pueden moverse para alimentarse o beber agua. Son colgados de cabeza, sus piernas son introducidas en grilletes metálicos, son degollados y sumergidos en tanques de agua hirviendo para desplumarlos. A menudo están conscientes durante todo este proceso.

Nuestros familiares los pollitos machos nacen y mueren el mismo día. Son entonces lanzados por un tubo hasta una cinta transportadora que les lleva directamente hacia una trituradora donde son rápidamente despedazados. Están destinados a morir en el mismo día de su nacimiento porque no producen huevos, ni se hacen lo suficientemente grandes, ni crecen lo suficientemente rápido como para que su carne sea "rentable".

Nuestras primas, las "gallinas ponedoras" son hacinadas en jaulas en serie que son amontonadas en largos almacenes. Son alimentadas por cintas transportadoras que a la vez se llevan sus huevos. Sus huesos se rompen y se desangran.

Para asesinarnos a nosotras las vacas o nos disparan en la nuca o usan un mazo de unos 20 kilos. También se utilizan dagas filosas y ningún tipo de anestesia. Caemos y nos levantemos varias veces mas ello sólo alarga nuestro sufrimiento.

Yacemos tendidas desangrándonos botando sangre por el hocico. Alguien encadena una de nuestras patas a una grúa. Nos arrastran y levantan y si aún estamos vivas nos clavan un puñal para degollarnos. Mugimos, pateamos, peleamos y luego de varios minutos morimos. Entonces nuestros asesinos nos desuellan y desmiembran mientras todavía estamos conscientes.

Para ustedes es deliciosa la "carne blanca de ternera". Esta "carne" proviene de nuestras crías hembras que nos separadas de nosotras al poco tiempo de nacer. Las colocan en jaulas y muchas veces las atan también para que no se puedan mover. Así sus músculos no se desarrollan y su "carne" permanece blanda.

Las alimentan con mucha grasa, sin hierro ni fibra, para así mantener la "carne blanca y sin sangre". Las terneras que seleccionan por su "exquisita carne" no llegan a los seis meses de edad.

Nuestros primos lejanos los cerdos son sacrificados cada año con filosas navajas. Le ponen una soga al cuello y el otro extremo lo amarran a un palo clavado en medio del ruedo. Los amarran de una pata y con una grúa los cuelgan boca abajo. Les clavan un filoso gancho en el hocico para terminar colgados en una especie de perchero pegado a la pared.

Cuando intentan huir los patalean en el aire hasta que un empleado les clava un cuchillo. Se desangran. El resto son acuchillados rápidamente. Si ese día se acumulan muchos cerdos aún vivos, los echan a una pileta con agua hirviendo para que sea más fácil cortar su piel.

A nuestros otros parientes los chivos los matan con hachas y a las cabras las decapitan vivas. Los trabajadores saben que para poder trabajar en estos mataderos deben aprender a odiar a los animales.

Es una película de terror. Chillamos y nadie nos oye...todo huele a sangre, es un olor horrible. Agonizamos y a nadie les importa. Lo consideran "natural".

En muchos casos dicho maltrato se castiga con prisión si es un animal doméstico. Es decir, si alguien acuchilla a un perro, podría pasar hasta dos años en prisión. Pero si se le hace lo mismo a un cerdo o un becerro, el agresor quedará sin castigo, porque los animales de granja (vacas, pollos y terneros, entre otros) no están contemplados por la ley ¿Por qué? Porque se consideran animales "aptos" para el consumo humano.

Maya me explica que a pesar de que existen algunas regulaciones y normativas para que nosotros los animales no suframos tanto y seamos sacrificados sólo después de estar inconscientes la verdad es que morimos apaleados, ahogados en nuestra propia sangre.

De esta manera, los "procesos" son más baratos y veloces. Además, somos llevados a ese campo de exterminio como si tan solo se tratara de un trozo inerte de anime que no tuviera sentimiento alguno.

Nuestros chillidos de dolor y terror son ignorados. Los cuerpos sangrantes y sin vida son un espectáculo repugnante.

Ustedes deberían comprender que nosotros los animales no somos objetos, tenemos sentimientos, y merecemos ser tratados con respeto por ustedes nuestros hermanos mayores que se consideran "la forma de vida más inteligente que existe" ... ¿Lo son?

Dios nos creó con la capacidad de sentir dolor y sufrimiento. En los mataderos somos castrados sin anestesia y reproducidos genéticamente. Además, somos hacinados en el menor espacio posible y debido a ello cojeamos, sufrimos fracturas y deformidades. Nuestra muerte es infernal y a poca gente le importa.

El torturar animales (una conducta ya considerada por el FBI como una señal previa a la comisión de actos más violentos) es uno de los primeros síntomas de una mente insensible que puede o no, continuar por la vía criminal.

Jesús era vegetariano

Mi amiga Maya me repite que los rastros son lugares aborrecibles donde somos asesinados sin piedad. El mensaje primordial de compasión de Jesús es contrario a lo que ocurre en estos sitios que son quizás los lugares más inmisericordes que hoy existen.

Maya prosigue y me dice que Jesús debe sentirse horrorizado por este holocausto animal. Que no hay nada de misericordioso o compasivo en estas prisiones donde se nos encierra, tortura y mata solamente porque es un negocio muy lucrativo o porque la gente ha adquirido el gusto de comer "carne".

Maya me relata que en la biblia Dios ordena el cuidado de nosotros los animales por parte de los seres humanos y les indica claramente una dieta vegetariana y a comer de los árboles frutales, de las semillas.

Un Padre misericordioso, el Dios de los profetas y del apacible Jardín del Edén, no aprobaría el abuso de animales. *"Yo quiero amor, no sacrificios"* Mateo 9,13; 12,6–7.

Me cuenta Maya que tanto Jesucristo como Juan Bautista se unieron a muchos otros judíos que reprobaban el sacrificio de nosotros los animales y apoyaban el vegetarianismo.

Me dice que según el antiguo testamento no existe el sacrificio de animales en el mundo ideal de Dios. Desde el apacible Jardín del Edén hasta las visiones del fin de los tiempos donde el león habitará con el cordero.

Maya sigue su disertación afirmando que Las Escrituras se han usado a través de los tiempos para justificar muchas atrocidades, desde la esclavitud, la quema de brujas, la inquisición, hasta el abuso conyugal y de menores. Ella cree que lo más seguro es que los seres humanos crearan el sacrificio de animales como una excusa para consumir carne.

Según mi querida amiga Jesús dedicó su vida a predicar la compasión y se opuso rotundamente al culto del templo que consistía en sacrificarnos a nosotros los animales.

Dice Maya que Jesús expulsó del templo a quienes nos sacrificaban para la cena de la Pascua. Que la oposición de Jesús a nuestra matanza evidencia que él era vegetariano.

Mi amiga me explica que el Maestro Jesús dijo que quien come de nuestra carne come del cuerpo de la muerte. Ella opina que al igual que en El Jardín del Edén el reino por venir será pacífico y vegetariano de acuerdo a lo escrito en los textos bíblicos.

La dieta vegetariana

Maya me explica que las proteínas se encuentran en las hortalizas, semillas y demás vegetales y no en "la carne".

Que los adultos carnívoros corren mayores riesgos de sufrir en algún momento de sus vidas osteoporosis, artritis, hipertensión, cardiopatías, dermatitis, diabetes, incluso cáncer.

Los niños deberían ser criados como vegetarianos. Que se acostumbraran a comer: cereales, legumbres, frutos secos y semillas, productos lácteos y derivados de la soya, frutas y verduras.

Podemos encontrar el calcio en las almendras, las nueces en la leche de soya. Hallamos vitaminas, proteínas y grandes cantidades de hierro, cobre y zinc en las frutas, verduras, semillas, granos integrales.

Los vegetales contienen la mayor parte de los aminoácidos (constituyentes de las proteínas) que el cuerpo necesita. Al mismo tiempo, contienen gran cantidad de vitamina C al igual que las frutas. Esta vitamina es fundamental para erradicar por ejemplo las enfermedades cardiovasculares. Todas las vitaminas están incluidas en la dieta vegetariana.

En la soya se encuentran también muchas proteínas. Aunque en la leche hay calcio el mismo se pierde en gran parte por la orina. Esto no sucede con alimentos como la "leche de soya" y el tofu o "queso de soya" que contienen mucho calcio. Otra gran fuente de calcio es la alfalfa.

Los carbohidratos, en debida proporción, son nuestros principales proveedores de energía. La persona que lleva una dieta vegetariana es más longeva y saludable.

Fuentes saludables de proteínas incluyen pan, avena, frijoles, nueces, arvejas chícharos, hongos, tofu y brócoli. Las enfermedades renales son mucho más comunes entre aquellos que no son vegetarianos.

Alimentos vegetales con proteínas

Maya me recuerda que los animales no somos proteínas y que estas existen en una dieta vegetariana. Ella me muestra este listado:

Frutos secos:
Alimentos - Fruto seco (100 gr.) Gramos de Proteína
Maní - 26
Almendras - 21,9
Pistachos - 20
Nueces - 20
Legumbres:
Alimentos - Legumbre (100 gr.) Gramos de Proteína
Garbanzos - 19
Lentejas - 9
Caraotas negras - 6,03
Arvejas - 5,42
Verduras y hortalizas:
Alimentos - Verdura (100 gr.) Gramos de Proteína
Habas frescas - 6,84
Ajo - 6,36
Brócoli - 2,82
Espinacas - 2,6

Coliflor - 1,9
El cereal y sus derivados:
Alimentos - Cereal (100 gr.) Gramos de Proteína
Trigo - 15,2
Avena - 14
Pan tostado - 13
Sémola - 12,6
Pan integral - 11
Harina - 10
Pan blanco - 9
Mazorca de maíz - 8,5
Cereal Corn Flakes de Kellogg's - 8
Otros:
Alimentos - Otros (100 gr.) Gramos de Proteína
Espirulina (tipo de alga) - 57
Soya - 36
Tofu o queso de soya – 8

Maya dice que por lo tanto si encontramos proteínas en: las legumbres, los frutos secos, las semillas, los cereales integrales y las verduras.

Ventajas de ser vegetariano

Maya relata que ser vegetariano disminuye el riesgo de morir de enfermedades como: diabetes, cáncer, infartos, ateroesclerosis. Las personas llevan vidas más longevas y sanas.

La alimentación vegetariana evita ingerir elementos cancerígenos que las industrias carnívoras añaden a "nuestra carne" para que su color sea rojizo y se vea fresca.

Se sabe que por ejemplo los esquimales que consumen no solamente la carne, sino también las vísceras y la sangre de animales como osos, morsas, y focas, envejecen rápidamente y tienen un promedio de vida inferior a los 40 años.

El vegetariano realmente si come proteínas y no reses muertas que sólo traen enfermedades. Ya se sabe que comer *carne* da cáncer.

Maya dice que la industria de la *carne* es responsable de la destrucción de millones de hectáreas de selva las cuales son utilizadas cada año como tierras de pastoreo del ganado.

Además, si solamente se cultivaran verduras, granos se podrían economizar grandes cantidades de agua.

A pesar de que existen millones de personas que padecen hambre y sed, estos recursos se derrochan y devastan debido al lucrativo negocio de *comer nuestra carne*.

Maya me dice que la dieta original que Dios dio a los seres humanos era vegetariana. Además, me explica que la Biblia dice que en el futuro los seres humanos serán nuevamente veganos.

Leyes Kosher

Maya me explica que en Las Escrituras hebreas existen las "leyes *kosher*". Estas se refieren a lo que es permitido comer y no según la ley judía. La palabra *kosher* significa apto o adecuado. Es decir, los alimentos que según el judaísmo son *aptos* para el consumo humano. Hay muchos pasajes donde se dice "de tal alimento no comerás" o "no cocinarás tal con tal".

Sigue Maya diciéndome que según estas leyes está permitido comer animales rumiantes que tengan una pezuña partida. Maya me aclara que según esta ley nosotras las vacas somos consideradas animales *kosher*, es decir que, si nos pueden comer más no a nuestros parientes los cerdos ya que, aunque tienen la pezuña partida sólo tienen un estómago y no varios como nosotras.

En cuanto a las aves, se pueden comer casi todas con excepción de 21 especies que son muy raras, salvajes y difíciles de conseguir. Sólo se pueden comer peces que tengan aletas y escamas, es decir, casi todos los pescados. No obstante, no se pueden comer mariscos, mantarrayas, ni tiburones, entre otros.

No se puede comer la leche de animales no *kosher*, ni su huevo, ni su grasa, ni nada que venga de ellos por más procesos que se le haga al producto.

No se pueden comer ni anfibios, ni reptiles, ni gusanos, ni insectos. La única excepción es la abeja, de la cual si pueden comer la miel que produce ya que se asume que el polen con que la hace la toma de las flores.

Para que la comida sea *kosher* no sólo importa el animal escogido para comer, también importa el proceso que se lleva a cabo en la cocción, la preparación del mismo y evidentemente la muerte que dicho animal recibe.

Algunas reglas son:

- No se pueden comer todas las partes de los animales.
- No se puede comer los animales vivos.
- No se puede comer un animal enfermo.

- No se puede mezclar carne y leche.
- Los animales deben ser matados ocasionándoles el menor dolor posible. Ésta es la premisa más importante de todas.

Maya me dice que lo que ella no se explica es que, aunque maten sin dolor a estos animales como por ejemplo mis hermanas las vacas...igual las matan y se las comen. Tampoco entiende porque algunos animales sí y otros no. Ella siempre me dice que ella cree, con todo respeto hacia las escrituras, que no nos deben matar de ninguna forma porque somos sus hermanos menores y porque cumplimos un rol ecológico en el mundo.

Mi amiga se extiende y me dice que lo que ella sí reconoce es que por lo menos hay conciencia de que los animales no sean tratados como en un rastro.

Maya considera que la biblia fue escrita por seres humanos y por lo tanto hay contradicciones ya que en el paraíso en el Gran Edén la dieta que impuso Dios fue vegetariana.

De cualquier manera, lo positivo de las leyes *kosher* es que manifiestan claramente una consternación moral sobre la matanza de animales.

De acuerdo a Maya la mejor manera de ser *kosher* es llevando una dieta vegetariana. Ella acostumbra también a bendecir los alimentos antes de comer ya que hay muchos niños que se acuestan sin comer.

¿Sufren las plantas?

Nosotros los animales no tenemos maldad ya que carecemos de ese conocimiento...más si contamos con un sistema nervioso central.

Si por ejemplo nosotros nos pinchamos un dedo con una espina esa información queda registrada en nuestras mentes y nos produce dolor.

Solamente los seres con un sistema nervioso central pueden sufrir o sentir placer. Las plantas no poseen nada similar que les permita sufrir. No cuentan con un cerebro.

Ellas carecen de una "percepción mental" de sus vidas, pero nosotros los animales si estamos conscientes de estar vivos. Sufrimos si nos dañan. Tratamos de evitar la muerte.

Maya expone que si ella llama por ejemplo a un gato este viene, pero eso no ocurre con una manzana. Ahí está la diferencia.

Y soy sagrada en La India

Life narra con satisfacción como en La India son consideradas animales sagrados. Pasean solas por las calles, se recuestan en la carretera mientras los carros las esquivan. Caminan entre peatones, entre los puestos del mercado, por cualquier sitio, y siempre están amparadas por las leyes.

Asevera *Life*: Los hindúes nos consideran sagradas. Representamos la vida, la fuente de alimento. Está prohibido que nos maten. Desafortunadamente eso no pasa en el resto del mundo.

Maya me dice que en La India un 99% de su población es vegetariana. Además, la primera norma del budismo es la de no matarnos ni comernos.

Los hindúes creen que la persona vegetariana es más tolerante y equilibrada. En La India cada familia tiene una vaca lechera, a quien tratan como si fuese un miembro más de la familia.

En la antigua India se sacrificaban toros a los dioses y se comía su carne, pero las vacas productoras de leche no podían ser tocadas.

A *Life* le gustaría que fueran también respetadas en el resto del mundo. Quizás no para ser consideradas como deidades, pero si como animales que sienten y padecen y merecen de nuestro respeto.

Además, sería lindo que todos los países fueran vegetarianos no solamente para acabar con la hambruna reinante en el mundo sino para terminar de una buena vez con este holocausto animal.

Maya le explica a *Life* que el plan original de Dios era la dieta vegana. Que, en el libro de Apocalipsis, capitulo 21 verso 4, se muestra que en la tierra recreada por El Padre no habrá dolor, sufrimiento o muerte para los animales.

Reflexiones

Antes que nada, mi amiga Maya se confiesa y me dice que ella no aconseja que se coma pescado ya que estos tienen el rol de purificar el agua de los mares. Que en su caso particular lo come por razones médicas ya que contiene mucho colágeno. Además, el mismo es más fácil de digerir.

Mi amiga realmente cree que esta matanza sin piedad debe ya de finalizar. En China se comen a los gatos y perros y en Japón a los delfines.

Y yo *Life* me pregunto: ¿Por qué los seres humanos aman a sus mascotas, pero no tienen reparo en comerse a una de nosotras por ejemplo? ¿Es que acaso un pollo no tiene sentimientos?

Es muy lamentable que las personas vayan al supermercado y que no asocien que una hamburguesa era parte de lo que fue una de nosotras. Están tan mal acostumbradas a comernos que no se dan ni cuenta.

Millones de personas en el mundo sufren de hambruna, la cual podría ser mitigada si los granos con los cuales ustedes nos alimentan (avena, soya, sorgo) los destinaran para su propio consumo.

Recientes estudios de la OMG (Organización Mundial para la Salud) demostraron que la principal promotora de cáncer es el consumo de carne roja.

Mi amiga también ve con horror como en las guerras hasta se comen cadáveres humanos. ¡Esto es inaceptable! Ella me dice que espera que este mensaje llegue a todas partes y que logre incentivar a las personas a ser vegetarianas y a parar este holocausto sin fin.

Frases célebres

"Cuando un hombre se apiade de todas las criaturas vivientes, sólo entonces será noble" **Buda**

"Realmente el hombre es el rey de las bestias, porque su brutalidad excede la de ellas. Vivimos de la muerte de otros, somos como cementerios andantes. Llegará el momento en que el hombre verá el asesinato de los animales como ahora ve el asesinato de los hombres" **Leonardo Da Vinci**

"Mientras los hombres sigan masacrando a sus hermanos los animales, reinará en la tierra la guerra y el sufrimiento y se matarán unos a otros, pues aquel que siembra el dolor y la muerte no podrá cosechar ni la alegría, ni la paz, ni el amor" **Pitágoras**

"Si un hombre aspira sinceramente a vivir una vida más amorosa y espiritual, su primera decisión debería ser la de abstenerse de matar y comer animales" **León Tolstói**

"Nada beneficiará tanto la salud humana e incrementará las posibilidades de supervivencia de la vida sobre la Tierra, como la evolución hacia una dieta vegetariana" **Albert Einstein**

"La grandeza de una nación y su progreso moral pueden ser juzgados por la manera en que ellos tratan a sus animales. Yo siento que el progreso espiritual requiere que en algún momento dejemos de matar a nuestras criaturas hermanas para la satisfacción de nuestros deseos corporales" **Mahatma Gandhi* *

"Mientras la gente siga derramando la sangre de inocentes criaturas, no puede haber paz, ni libertad, ni armonía entre las personas. La masacre y la justicia no pueden convivir" **Isaac Bashevis Singer**

"Primero fue necesario civilizar al hombre en su relación con el hombre. Ahora es necesario civilizar al hombre en su relación con la naturaleza y los animales" **Víctor Hugo**

"Es increíble y vergonzoso que ni predicadores ni moralistas hayan elevado su voz contra la bárbara costumbre de asesinar animales para comérselos" **Voltaire**

"Soy vegetariano porque todos los animales son mis amigos y yo no me como a mis amigos. Mientras los hombres y las mujeres sean sarcófagos ambulantes de criaturas asesinadas, ¿cómo podemos esperar mejores condiciones de vida en este planeta?" **George Bernard Shaw**

"Si los mataderos tuvieran paredes de cristal, todos serían vegetarianos. Nos sentimos mejor con nosotros mismos y con los animales, sabiendo que no contribuimos a su dolor" **Paul McCartney**

Más sobre la autora

Soy venezolana y Licenciada en Idiomas Modernos. Siento la necesidad de escribir sobre temas que considero relevantes para la sociedad actual. Creo en un mundo muy distinto al que estamos acostumbrados. Ansío ver una era donde todos seamos vegetarianos y acabemos con este holocausto animal.

Espero que el mensaje del presente libro te haya enseñado algo. Si te gustó te estaría muy agradecida si me dejas tus comentarios. Me ayudará a seguir escribiendo libros relacionados con este tema. Tu apoyo es muy importante para mí.

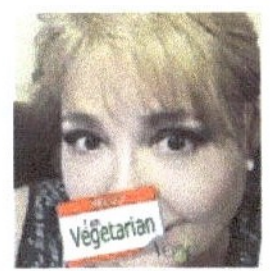

¡Gracias!

www.ingramcontent.com/pod-product-compliance
Lightning Source LLC
LaVergne TN
LVHW070438250826
846485LV00029B/132

* 9 7 9 8 6 5 4 1 1 8 1 9 6 *